Isabella Altamirano
Elías Dubón
Alexander Jacomino

Biopoder y Salud Pública

Isabella Altamirano
Elías Dubón
Alexander Jacomino

Biopoder y Salud Pública

El Biopoder y la Gestión de la Salud Pública

Editorial Académica Española

Imprint
Any brand names and product names mentioned in this book are subject to trademark, brand or patent protection and are trademarks or registered trademarks of their respective holders. The use of brand names, product names, common names, trade names, product descriptions etc. even without a particular marking in this work is in no way to be construed to mean that such names may be regarded as unrestricted in respect of trademark and brand protection legislation and could thus be used by anyone.

Cover image: www.ingimage.com

Publisher:
Editorial Académica Española
is a trademark of
Dodo Books Indian Ocean Ltd. and OmniScriptum S.R.L publishing group

120 High Road, East Finchley, London, N2 9ED, United Kingdom
Str. Armeneasca 28/1, office 1, Chisinau MD-2012, Republic of Moldova, Europe
Printed at: see last page
ISBN: 978-613-9-46839-3

EL BIOPODER Y LA GESTIÓN DE LA SALUD PÚBLICA

Alexandra Isabella Pineda Altamirano
Elías Manuel Dubón Navas
Carlos Alexander Mendoza Jacomino

Tabla de contenido

Prólogo

En las últimas décadas, la humanidad ha presenciado avances significativos en la salud pública, desde la erradicación de enfermedades hasta el desarrollo de tecnologías capaces de monitorear y predecir brotes epidémicos. Sin embargo, estos avances han venido acompañados de desafíos éticos y políticos que ponen en tela de juicio los límites de la intervención estatal en la vida de las personas. La pandemia de COVID-19, por ejemplo, no solo puso a prueba los sistemas de salud en todo el mundo, sino que también reavivó debates sobre la vigilancia, la autonomía individual y el poder del Estado en tiempos de crisis sanitaria.

En este contexto, el concepto de *biopoder*, desarrollado por el filósofo Michel Foucault, emerge como una herramienta crucial para analizar las dinámicas entre el poder, la salud y la vida. El biopoder se refiere al conjunto de prácticas mediante las cuales las autoridades regulan la vida biológica de la población, utilizando la salud pública como un medio para ejercer control y gestionar riesgos. Si bien este poder es esencial para proteger a las comunidades, también plantea preguntas fundamentales: ¿hasta qué punto puede el Estado intervenir en la vida de los individuos? ¿Qué ocurre cuando las políticas sanitarias afectan derechos como la privacidad, la libertad o la autonomía? Y, sobre todo, ¿cómo podemos garantizar que el biopoder se ejerza de manera justa y equitativa?

Este libro se sumerge en estas preguntas, ofreciendo una reflexión profunda y accesible sobre cómo el biopoder influye en la gestión de la salud pública. Con un enfoque claro y estructurado, la obra recorre los fundamentos teóricos del biopoder, su aplicación práctica en contextos de pandemia y vacunación, los dilemas éticos asociados y el impacto de las nuevas tecnologías en la vigilancia sanitaria. También aborda las perspectivas futuras, considerando el papel del biopoder frente a desafíos globales como el cambio climático y la globalización.

El lector encontrará aquí un análisis que no solo es relevante para académicos o profesionales de la salud, sino también para cualquier persona interesada en entender cómo se toman las decisiones que afectan su vida y su bienestar. En un mundo donde las crisis sanitarias se vuelven cada vez más frecuentes, es crucial fomentar una ciudadanía informada y crítica que participe activamente en la construcción de políticas de salud justas y respetuosas de los derechos humanos.

Como autora o autor de este prólogo, celebro la publicación de esta obra por su claridad, profundidad y compromiso con un tema que, aunque complejo, resulta indispensable para comprender las dinámicas contemporáneas de la salud pública.

Invito al lector a adentrarse en estas páginas con la mente abierta y el espíritu crítico, consciente de que el biopoder no es solo un concepto teórico, sino una realidad que influye en nuestras vidas cotidianas y en las decisiones que definen el bienestar de las generaciones futuras.

Introducción

La salud pública es uno de los pilares fundamentales para el desarrollo y el bienestar de cualquier sociedad. A lo largo de la historia, los Estados han desempeñado un papel crucial en la protección y promoción de la salud de sus ciudadanos, aplicando diversas estrategias para controlar enfermedades, mejorar el acceso a servicios sanitarios y fomentar comportamientos saludables. Sin embargo, en el ejercicio de este poder, se plantea una compleja intersección entre el bienestar colectivo y la autonomía individual. Este concepto de intervención estatal en la salud de la población, definido por Michel Foucault como "biopoder", se ha convertido en un eje de análisis para entender cómo se administran y regulan las vidas de las personas en nombre de la salud pública.

El término biopoder hace referencia a un conjunto de técnicas y prácticas a través de las cuales el Estado regula y supervisa la vida de sus ciudadanos para mantener la salud de la sociedad en su conjunto. Esta regulación incluye desde la implementación de campañas de vacunación y la promoción de hábitos saludables, hasta la imposición de cuarentenas y restricciones de movilidad en situaciones de emergencia sanitaria. A través del biopoder, los gobiernos tienen la capacidad de influir en las decisiones de los individuos sobre su propio cuerpo y su salud, un poder que resulta necesario para contener y mitigar las amenazas sanitarias, pero que también suscita preguntas éticas sobre los límites de la intervención estatal y el respeto a los derechos individuales.

La pandemia de COVID-19 ha puesto de relieve la importancia y las complejidades del biopoder en la gestión de la salud pública. Medidas como el confinamiento, el rastreo de contactos y la obligatoriedad de la vacunación han sido implementadas por gobiernos de todo el mundo para proteger a la población. Sin embargo, estas políticas también han desencadenado debates intensos sobre la autonomía personal, la privacidad y la vigilancia. En este contexto, es crucial reflexionar sobre cómo el biopoder puede ejercerse de manera ética y equitativa, garantizando el bienestar colectivo sin transgredir los derechos individuales.

Este libro aborda la aplicación del concepto de biopoder en la salud pública, con un enfoque especial en los desafíos éticos, tecnológicos y de derechos humanos que emergen en situaciones de crisis sanitaria. A través de un análisis detallado, exploramos cómo el biopoder influye en las políticas de salud, cómo las nuevas tecnologías digitales amplían la capacidad de monitoreo y control, y cuáles son los límites éticos de estas prácticas en un contexto de derechos individuales. El objetivo de esta obra es proporcionar una visión integral de las implicaciones del biopoder en la salud pública, para ofrecer herramientas de reflexión y análisis que permitan a los lectores comprender las dinámicas complejas entre la autoridad estatal, la protección de la salud y el respeto a la autonomía.

El libro se estructura en ocho capítulos, organizados de manera que el lector pueda introducirse progresivamente en los aspectos teóricos del biopoder. En los primeros capítulos, se define el concepto de biopoder y se examina su aplicación en las políticas de salud pública, desde un enfoque histórico hasta su rol en la modernidad. Posteriormente, se profundiza en los dilemas éticos y los derechos humanos que surgen en la práctica del biopoder, así como en el impacto de las nuevas tecnologías en el control y la vigilancia de la salud. Finalmente, los últimos capítulos exploran las implicaciones del biopoder en un contexto globalizado y los retos futuros que enfrenta la salud pública en el marco del cambio climático y el avance tecnológico.

A lo largo de este análisis, se busca destacar la importancia de una gestión responsable y equilibrada del biopoder en la salud pública. Solo a través de una gobernanza transparente y ética se podrá utilizar este poder para promover el bienestar sin comprometer la libertad y dignidad de los individuos. Esta obra, dirigida a estudiantes, profesionales de la salud, académicos y cualquier persona interesada en entender los fundamentos y desafíos de la salud pública moderna, ofrece un espacio de reflexión sobre cómo construir sociedades saludables y justas en un mundo cada vez más complejo.

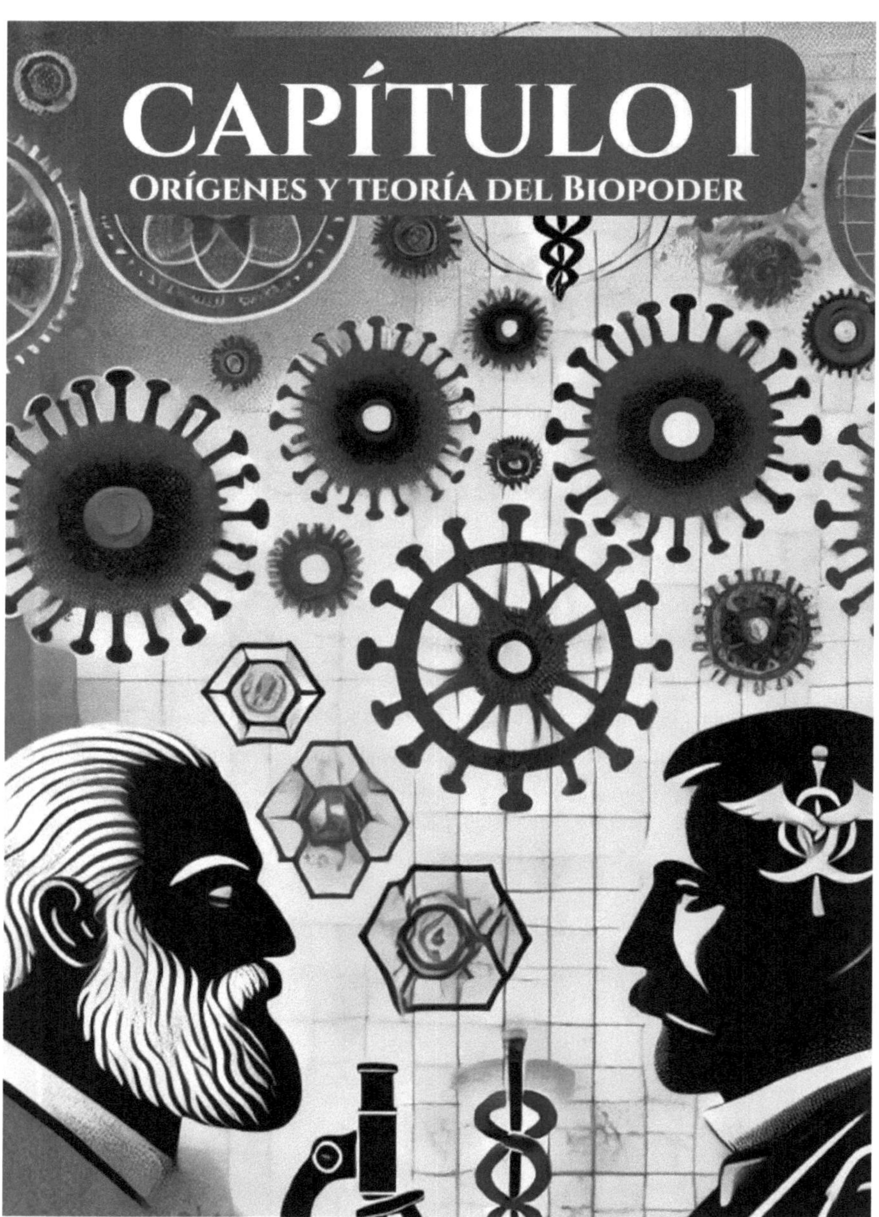
CAPÍTULO 1
ORÍGENES Y TEORÍA DEL BIOPODER

Capítulo 1: Orígenes y Teoría del Biopoder

Introducción al concepto de biopoder

Foucault define el biopoder como el conjunto de mecanismos mediante los cuales el poder intenta optimizar la vida y los cuerpos de los individuos y de las poblaciones. En contraste con el poder soberano, que se ejercía mediante el castigo o la eliminación de la vida, el biopoder se enfoca en administrar la vida a través de estrategias de regulación. Además, es importante considerar cómo el biopoder se ha visto influenciado por cambios sociales y políticos. La globalización y el avance tecnológico han transformado las dinámicas del poder, permitiendo nuevas formas de control a través de datos y vigilancia digital.

El biopoder ha emergido como un concepto crucial para comprender las dinámicas de poder en nuestra sociedad contemporánea y se refiere a la manera en que las instituciones políticas y sociales regulan y gestionan la vida de los individuos y las poblaciones. Para Foucault el biopoder se centra en la vida, en el cuidado de la vida, en la gestión de la vida, esta perspectiva nos lleva a considerar cómo el poder se manifiesta no sólo a través de la represión, sino también mediante la optimización y control de la existencia humana.

El biopoder se diferencia de las formas tradicionales de poder, que se basan en la coerción y el dominio. En lugar de enfocarse en la prohibición, el biopoder se ocupa de la regulación y la administración de la vida. En este sentido, se puede entender como un poder que se ejerce sobre el cuerpo y la salud de las personas, donde los gobiernos y las instituciones buscan influir en aspectos como la natalidad, la salud pública y el bienestar social ha llevado a una reconfiguración de las relaciones de poder, donde la gestión de la vida cotidiana se convierte en una prioridad.

A medida que las sociedades han evolucionado, el biopoder ha adquirido nuevas dimensiones. En contextos contemporáneos, se observa cómo las tecnologías, las políticas de salud y las normativas sociales se entrelazan para formar un entramado de control que afecta a la población. Como señala Agamben (2024) el biopoder produce una nueva relación entre la vida y el poder, lo que implica que la vida misma se convierte en un objeto de regulación y gestión. Este fenómeno ha suscitado un amplio debate en torno a la libertad individual, la ética y la responsabilidad social.

El concepto de biopoder, por tanto, invita a reflexionar sobre el papel del Estado y otras instituciones en la vida de los ciudadanos. Es fundamental entender que, aunque el biopoder busca promover el bienestar y la salud, támbién puede dar lugar a prácticas de control y vigilancia que limitan la autonomía individual. Esto plantea interrogantes sobre el equilibrio entre el cuidado de la vida y el respeto por la libertad personal. La exploración de estas tensiones es esencial para una comprensión crítica de la biopolítica en la actualidad.

Michel Foucault y la biopolítica

Foucault introduce la biopolítica como una manera de gestionar la vida a nivel de las poblaciones. Esta forma de poder se centra en la salud, la sexualidad y la reproducción, siendo una herramienta de control estatal que busca maximizar la capacidad productiva y el bienestar de la sociedad.

En su obra "Historia de la sexualidad" Foucault explica cómo a partir del siglo XVIII, el poder se ha orientado hacia la vida, transformando las relaciones entre el individuo y el Estado, el poder se ha vuelto más productivo que represivo; por lo tanto, implica que, en lugar de simplemente imponer restricciones, el poder busca crear y regular condiciones de vida (Campos, 2010).

La biopolítica se centra en las estrategias utilizadas por los gobiernos para gestionar la salud, la natalidad y el bienestar de la población. Foucault observa que esta forma de poder se manifiesta en instituciones como hospitales, escuelas y prisiones, donde se implementan prácticas que buscan optimizar la vida de las personas. Esta gestión de la vida no es neutra, ya que está influenciada por ideologías y valores que pueden perpetuar desigualdades y exclusiones.

Esta tendencia está íntimamente relacionada con el surgimiento del capitalismo y la modernidad. En este contexto, el control sobre la vida se convierte en un aspecto crucial para la producción económica. Como menciona Oñate (2012) la biopolítica se convierte en un mecanismo de regulación que busca maximizar la productividad de la población. Esta intersección entre poder, economía y vida resalta la complejidad de las relaciones sociales en la modernidad.

El análisis de Foucault también plantea importantes cuestiones éticas. Al centrarse en la vida como objeto de gestión, se corre el riesgo de deshumanizar a los individuos, tratándolos como meros recursos dentro de un sistema. Por ello, es esencial cuestionar cómo se implementan estas prácticas biopolíticas y qué implicaciones tienen para la autonomía y dignidad de las personas. La obra de Foucault nos invita a reflexionar sobre la responsabilidad de las instituciones en la configuración de las vidas humanas.

El biopoder en la modernidad y la gestión de la vida

Foucault argumenta que desde el siglo XVIII, las instituciones comenzaron a enfocarse no solo en la soberanía política, sino también en la gestión de la vida misma, lo que implica un cambio en el paradigma del poder. Este enfoque se centra en el poder sobre los cuerpos y las poblaciones, donde el Estado toma un papel activo en la promoción de la salud y el bienestar.

Desde esa fecha, el biopoder se afianza en los sistemas de salud pública, donde el control de enfermedades, la higiene y las políticas de natalidad son fundamentales. A lo largo del tiempo, estas políticas se han integrado en las estructuras de gobierno para regular la vida humana y fomentar la "mejora" de las poblaciones.

En la modernidad, este concepto se ha manifestado de maneras diversas y complejas, especialmente en el ámbito de las políticas de salud y control social. Las instituciones estatales han adoptado enfoques que buscan optimizar la vida de la población, pero también han sido responsables de prácticas de exclusión y marginación. Según expresa Esposito (2012) el biopoder se presenta como una forma de poder que gestiona tanto la vida como la muerte, lo que revela la ambivalencia inherente a este concepto.

La educación también se ha visto influenciada por el biopoder, puesto que las instituciones educativas juegan un papel crucial en la formación de individuos que se ajusten a las normativas sociales y económicas. Como señalan García y González (2015) la educación moderna no solo busca transmitir conocimiento, sino también moldear comportamientos y actitudes que se alinean con los intereses del Estado. Esta función de la educación resalta la forma en que el biopoder se infiltra en todos los ámbitos de la vida social, regulando no solo la salud, sino también las formas de ser y actuar en sociedad.

Es importante considerar las implicaciones éticas y políticas del biopoder en la modernidad. A medida que las instituciones buscan gestionar la vida de las personas, surge la necesidad de un análisis crítico que cuestione las dinámicas de poder y control. La biopolítica, por lo tanto, no debe ser vista sólo como un instrumento de gestión, sino también como un campo de resistencia y transformación.

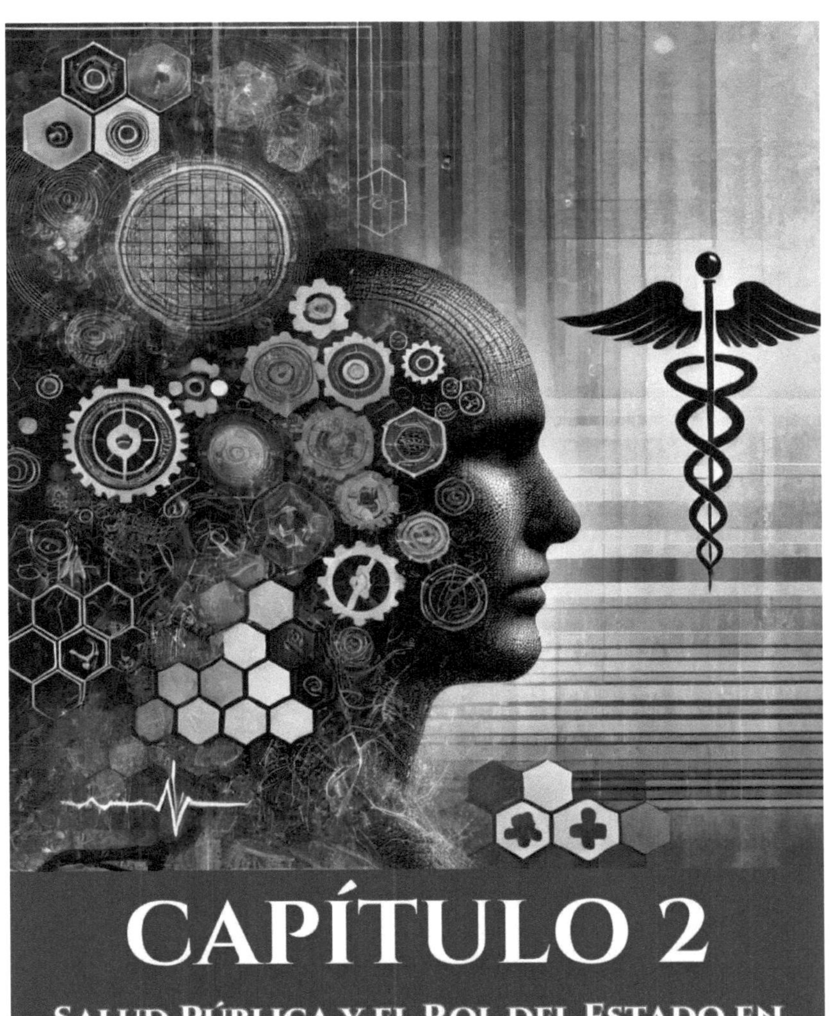

CAPÍTULO 2

SALUD PÚBLICA Y EL ROL DEL ESTADO EN LA GESTIÓN DE LA VIDA

Capítulo 2: Salud Pública y el Rol del Estado en la Gestión de la Vida

Definición de salud pública y su evolución

La salud pública es la disciplina que se enfoca en la prevención de enfermedades, la promoción de la salud y la prolongación de la vida a través de esfuerzos organizados por la sociedad. Su evolución va de la simple erradicación de enfermedades a la gestión compleja de riesgos y bienestar. Según Muñoz (2000) las funciones esenciales de la salud pública incluyen no sólo la prevención de enfermedades, sino también el acceso equitativo a servicios sanitarios. Esto implica que el Estado debe adoptar un enfoque proactivo para abordar determinantes sociales de salud como la pobreza, educación y acceso a servicios básicos.

La evolución de la salud pública ha estado marcada por diferentes paradigmas a lo largo de la historia. Desde su origen en prácticas rudimentarias de higiene y sanidad en civilizaciones antiguas, hasta el desarrollo de sistemas más complejos en el siglo XX, la salud pública ha ido adaptándose a las necesidades cambiantes de las poblaciones (González, 2018). En este sentido, el siglo XIX fue un período crucial donde se comenzaron a implementar políticas sanitarias más sistemáticas, impulsadas por el crecimiento urbano y las epidemias que afectaron a las ciudades.

En 1946, la Organización Mundial de la Salud OMS definió salud como un estado completo de bienestar físico, mental y social, lo que amplió significativamente el concepto más allá de la mera ausencia de enfermedad (OMS, 1946). Esta definición contemporánea subraya la importancia del contexto social y ambiental en el que vive una persona. La salud pública moderna se centra no sólo en intervenciones médicas, sino también en factores determinantes como educación, acceso a servicios básicos y condiciones socioeconómicas.

La salud pública también ha evolucionado para incluir enfoques intersectoriales que reconocen que muchos factores influyen en la salud. Por ejemplo, el acceso a una vivienda adecuada, educación y empleo son esenciales para lograr resultados positivos en salud (Crawford, 2006).

El papel del Estado en la salud de la población

El Estado toma un rol central en la salud pública a través de políticas y regulaciones. Con la adopción del biopoder, el Estado asume la responsabilidad de gestionar los recursos de salud y asegurar el bienestar de su población, invirtiendo en infraestructura médica, campañas preventivas y programas de control de enfermedades.

El derecho a la salud es un componente esencial de las políticas públicas que refleja el ejercicio del biopoder. La Organización Mundial de la Salud OMS (2017) define la salud no solo como la ausencia de enfermedad, sino como un estado completo de bienestar físico, mental y social. Esto implica que las políticas públicas deben ir más allá del tratamiento médico e incluir intervenciones sociales que promuevan un ambiente saludable. En este sentido, el biopoder se manifiesta cuando el Estado regula aspectos como la alimentación, vivienda y educación para mejorar la salud general de la población.

El Estado tiene la capacidad de implementar leyes y regulaciones que impactan directamente en los determinantes sociales de la salud. Por ejemplo, políticas relacionadas con el saneamiento ambiental, control del tabaco o promoción de actividades físicas son ejemplos claros del papel del Estado en influir sobre comportamientos saludables (López, 2014). Estas acciones son esenciales para prevenir enfermedades y promover un entorno saludable para todos los ciudadanos.

Es importante que el Estado coordine esfuerzos entre diferentes sectores para abordar problemas complejos relacionados con la salud. La colaboración entre ministerios, organizaciones no gubernamentales y comunidades es vital para implementar programas efectivos que respondan a las necesidades locales, es por ello que este enfoque intersectorial permite una respuesta más integral a los desafíos sanitarios.

El financiamiento adecuado es otro aspecto crítico del papel del Estado. La inversión en infraestructura sanitaria y programas preventivos es esencial para garantizar un sistema de salud eficiente y accesible; sin embargo, muchas veces los recursos son limitados, lo que plantea desafíos significativos para los gobiernos al priorizar intervenciones que maximicen los beneficios para la población.

Legislación y políticas públicas para la salud

L as leyes de salud pública y las políticas gubernamentales son herramientas esenciales del biopoder. Estas políticas abarcan desde la regulación de la higiene hasta la implementación de campañas de vacunación, marcando la dirección de la intervención estatal en la vida de los ciudadanos.

La legislación es un componente clave en la gestión de la salud pública. Las leyes establecen un marco normativo que guía las acciones del Estado y define los derechos y responsabilidades tanto del gobierno como de los ciudadanos respecto a la salud. Por ejemplo, la Ley General de Salud en Nicaragua establece principios fundamentales sobre el derecho a disfrutar y conservar la salud (Asamblea Nacional de Nicaragua, 2007). Esta ley regula acciones relacionadas con promoción, prevención y recuperación de la salud.

Las políticas públicas son herramientas mediante las cuales se implementan estas leyes. A través de políticas bien diseñadas, los gobiernos pueden abordar problemas específicos como enfermedades infecciosas o crónicas, garantizando así una respuesta adecuada a las necesidades sanitarias, dado que la formulación e implementación efectiva de políticas requiere un análisis constante sobre su impacto en la población.

Es fundamental que las políticas públicas sean inclusivas y participativas. La participación ciudadana permite que las políticas reflejen realmente las necesidades y prioridades de las comunidades, es por ello que es necesario fomentar una cultura de participación donde se puede empoderar a los ciudadanos para exigir mejores condiciones sanitarias y mayor atención por parte del Estado.

Sin embargo, existen desafíos significativos en cuanto a su implementación. La falta de recursos financieros o humanos puede limitar gravemente los esfuerzos por traducir políticas efectivas en acciones concretas. Un factor esencial es evaluar continuamente estas políticas para asegurarse de que estén cumpliendo sus objetivos y ajustarlas según sea necesario.

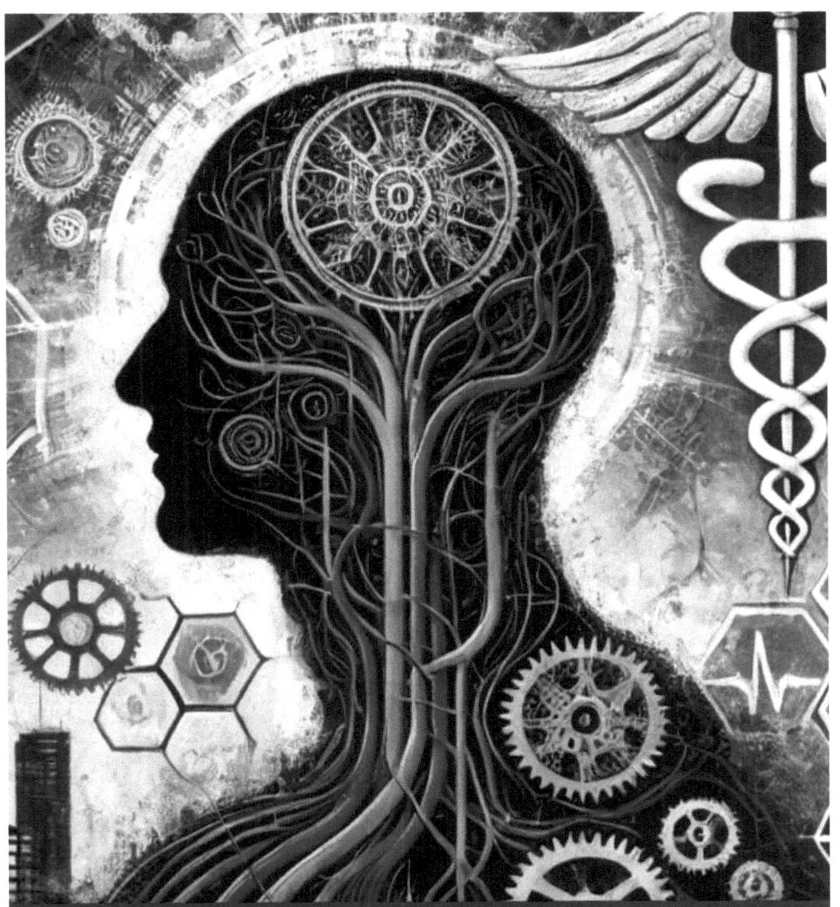

CAPÍTULO 3

BIOPODER Y CONTROL SOCIAL EN LA SALUD PÚBLICA

Capítulo 3: Biopoder y Control Social en la Salud Pública

Instrumentos de control en la salud pública

Entre los instrumentos de control están los registros médicos, el monitoreo epidemiológico y las campañas de vacunación. A través de ellos, el Estado establece un sistema de vigilancia que le permite responder a las amenazas a la salud pública. Foucault señala que el control social se ejerce mediante normas y regulaciones que buscan moldear conductas consideradas saludables. Por ejemplo, campañas contra el tabaquismo o programas para promover estilos de vida saludables reflejan esta dinámica.

Las estrategias utilizadas para ejercer este control incluyen tanto incentivos como sanciones. La promoción de hábitos saludables puede ser acompañada por políticas restrictivas que limitan comportamientos considerados perjudiciales para la salud pública (Rosenberg y Kahn, 2011). Sin embargo, estas medidas pueden generar debates éticos sobre hasta qué punto es aceptable que el Estado intervenga en las decisiones personales.

La acción en salud pública viene determinada por 2 grandes circuitos, el de la información y el de las decisiones o el de la generación de datos y el del uso de estos. La primera se centra en definir el problema, seleccionar las prioridades de información necesarias para poder afrontarlo y la recolección de datos (de donde, de quienes y con qué sistemática). El análisis de los datos y la interpretación de los mismos serán los elementos finales para poder elaborar informes y recomendaciones específicas que van a parar a la autoridad sanitaria, en nuestro caso autonómica (si es un problema regional) o nacional si se requiere una intervención a nivel del Estado.

El uso de tecnologías de información para mejorar la gestión sanitaria permite un seguimiento más eficiente de datos sanitarios, facilitando la comunicación entre diferentes niveles del sistema de salud. Esto no solo mejora la respuesta ante emergencias sanitarias, sino que también optimiza el uso de recursos al permitir una asignación más precisa según las necesidades detectadas.

Biopoder en el control de enfermedades infecciosas

L as enfermedades infecciosas representan una amenaza que justifica el ejercicio del biopoder. Para minimizar su propagación, el Estado regula el comportamiento de los ciudadanos, controlando el movimiento, imponiendo medidas sanitarias y promoviendo la vacunación.

La gestión del biopoder implica también una normalización del comportamiento social respecto a la salud. Las campañas preventivas no solo informan sobre riesgos, sino que moldean actitudes hacia prácticas consideradas saludables o insalubres. Este proceso puede llevar a una internalización por parte del individuo, quien comienza a regular su propio comportamiento según lo dictado por normas sociales impuestas desde arriba. Así, el biopoder actúa no sólo como un mecanismo coercitivo, sino también como un modelo normativo que busca crear una población saludable desde una perspectiva económica y política.

Dentro del ámbito de las infecciosas, algunas enfermedades en concreto tienen importante impacto en salud pública y generan importantes bolsas de discapacidad como son: la infección por VIH, hepatitis y gripe. La infección por VIH ha evolucionado muy favorablemente gracias a los nuevos tratamientos, aumentando considerablemente la supervivencia y calidad de vida. No obstante, hay evidencias que ponen de manifiesto una evolución más desfavorable frente a coinfecciones, como la hepatitis C. También aumentos de incidencia y discapacidad relacionados con otras causas comunes con la población general. Consecuencia de la supervivencia, la prevalencia de personas vivas e infectadas por VIH va en continuo ascenso, por lo que la carga de morbilidad y discapacidad, así como el coste laboral y social va en aumento. Sería interesante establecer líneas de colaboración para valorar el impacto en incapacidad e invalidez de esta patología.

Es importante considerar cómo el biopoder se entrelaza con las industrias farmacéuticas y biotecnológicas. Estas industrias operan dentro del marco del biopoder al desarrollar tratamientos y vacunas que son esenciales para el control de enfermedades infecciosas. Sin embargo, esto también plantea interrogantes sobre la ética detrás del acceso equitativo a estos productos y cómo las decisiones comerciales pueden influir en políticas públicas relacionadas con la salud.

Los sistemas de vigilancia y la medicina preventiva

Los sistemas de vigilancia, como los registros de vacunación y las bases de datos de salud, permiten a los gobiernos recolectar información sobre la salud de la población, siendo un recurso fundamental para prevenir brotes epidémicos.

El término "vigilancia" se refiere a un estado de alerta y de respuesta adecuada en la salud de un individuo, por parte de los prestadores de servicios en instituciones de esta rama de la ciencia, lo cual requiere observaciones sistemáticas orientadas a la toma de decisiones en cuanto a las medidas concretas que se deben implementar para la prevención, el cuidado médico y rehabilitación de la salud. Sin embargo, para referirse al estado de salud de la población, se utiliza actualmente el término "vigilancia en salud" o de la salud pública, que involucra la búsqueda sistemática de información, su análisis e interpretación sobre el comportamiento de eventos de salud de la población, los factores de riesgo y determinantes que los condicionan, para participar en el proceso de toma de decisiones, dirigidas a mejorar la salud de la población correspondiente.

Esta definición implica y determina que el eslabón final en la cadena de la vigilancia es el empleo de los datos y de la información, en la promoción de la salud, prevención y control de las enfermedades y de sus factores de riesgo. Confirma algo que es esencial en el proceso: la vigilancia sin un análisis inmediato y sin propuestas alternativas y oportunas para la acción que permitan corregir las desviaciones identificadas o contribuyan a ellas, no es vigilancia y pierde la propiedad como función esencial, dentro de la práctica de la salud pública.

La vigilancia es información para la acción, constituye un componente necesario y estratégico tanto para el desarrollo como para la sostenibilidad de los sistemas y servicios de salud; por lo tanto, es la "piedra angular" de la práctica de la salud pública y función esencial, según la OPS de la que se derivan acciones estratégicas necesarias para contribuir a la obtención de su objetivo central, que es asimismo la finalidad de la salud pública: mejorar la salud de las poblaciones (Rodríguez, 2014)

El desempeño de los servicios de salud y la satisfacción de los usuarios y prestadores de servicios en el contexto de la influencia de los determinantes identificados y estudiados en la diferentes regiones, contribuyen sustancialmente al establecimiento de prioridades y objetivos para la acción en los diferentes niveles del sistema de salud, contribuye con su información oportuna a países o regiones a prevenir y organizar sus respuestas ante situaciones epidémicas de enfermedades o desastres y en la promoción de la salud y prevención de enfermedades crónicas. Decisiones apropiadas y oportunas pueden salvar vidas humanas y preservar años de vida sin discapacidad, así como lograr contribuir a la reducción de los gastos para el enfrentamiento al problema de salud en cuestión, por lo que influye positivamente en la disminución de su impacto en lo social y lo económico.

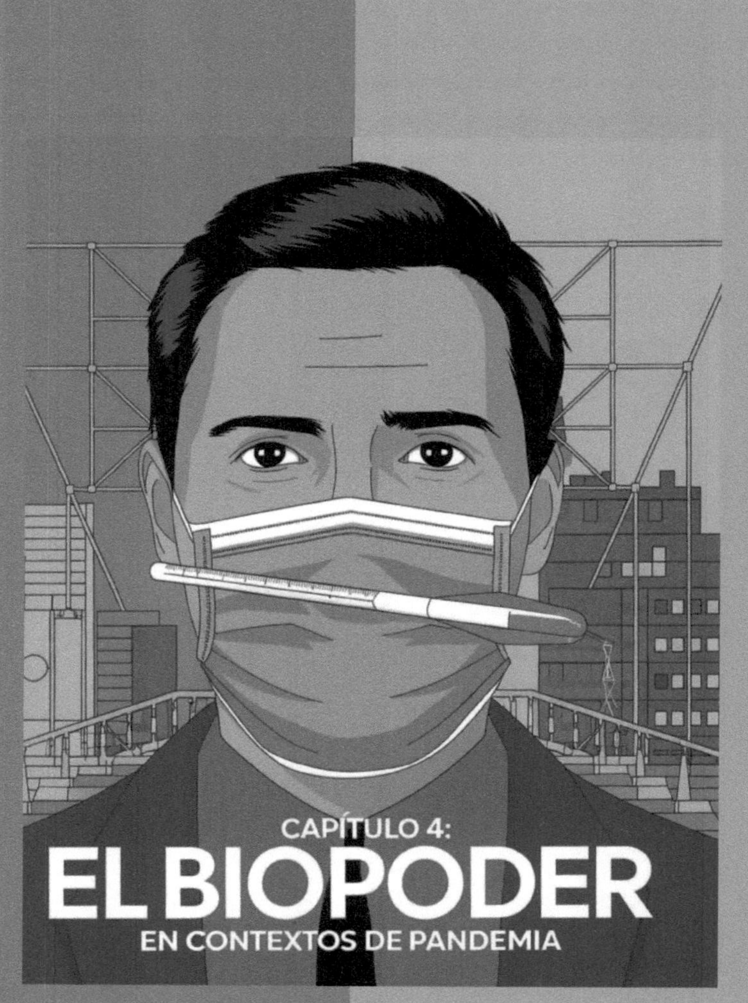

CAPÍTULO 4:
EL BIOPODER
EN CONTEXTOS DE PANDEMIA

Capítulo 4: El Biopoder en Contextos de Pandemia

La pandemia de COVID-19: un caso contemporáneo

La pandemia de COVID-19 ha sido un fenómeno global que ha puesto de relieve las dinámicas del biopoder en la gestión de la salud pública. Este concepto, desarrollado por Michel Foucault, se refiere a las formas en que los gobiernos ejercen control sobre la vida de las personas, especialmente en situaciones de crisis sanitaria. Durante la pandemia, se han implementado medidas extremas como confinamientos, restricciones de movilidad y vacunaciones obligatorias, que reflejan un uso intensificado del biopoder. Estas intervenciones han sido justificadas por la necesidad de proteger la salud pública, pero también han suscitado debates sobre la ética y los límites del control estatal sobre los cuerpos individuales.

El miedo al contagio ha sido un motor poderoso para la aceptación de estas medidas. La percepción del riesgo ha llevado a muchas personas a aceptar restricciones que, en circunstancias normales, podrían considerarse inaceptables. Este fenómeno se puede entender como una normalización del biopoder, donde las medidas excepcionales se convierten en prácticas cotidianas. La crisis sanitaria ha generado un estado de emergencia que ha permitido a los gobiernos ampliar su autoridad y supervisión sobre la población, lo que plantea interrogantes sobre el futuro de las libertades individuales y los derechos humanos en contextos de crisis.

La respuesta a la pandemia también ha revelado desigualdades estructurales en el acceso a la salud y a recursos sanitarios. Las comunidades más vulnerables han sido desproporcionadamente afectadas por el virus y han tenido menos acceso a tratamientos y vacunas. Esto pone de manifiesto cómo el biopoder no solo se ejerce a través de políticas sanitarias, sino también mediante decisiones que reflejan intereses económicos y políticos. La gestión de la pandemia ha evidenciado que el control social no es solo una cuestión de salud pública, sino también un reflejo de las dinámicas de poder existentes en la sociedad.

La pandemia de COVID-19 ha impulsado un debate sobre la ética del biopoder, las decisiones tomadas por los gobiernos durante esta crisis han sido objeto de críticas y análisis desde diversas perspectivas filosóficas y éticas. Se cuestiona si el fin justifica los medios cuando se trata de proteger la salud pública. Este dilema ético es central para entender cómo se ha ejercido el biopoder durante la pandemia y cuáles son sus implicaciones para el futuro de las políticas sanitarias y el respeto a los derechos individuales.

Cuarentenas, confinamientos y medidas de contención

Durante la pandemia, las cuarentenas y los confinamientos obligatorios limitaron las libertades individuales en nombre del bien común, intensificando el biopoder como herramienta para reducir el riesgo de contagio. Según Muñoz (2000), las decisiones tomadas durante las pandemias pueden reflejar tanto un compromiso con la salud pública como un ejercicio del biopoder que puede limitar libertades individuales. Durante la pandemia de COVID-19, por ejemplo, muchos gobiernos implementaron medidas drásticas como confinamientos obligatorios y restricciones a reuniones públicas.

Las democracias representativas occidentales han entrado en una crisis muy profunda y la lucha contra la actual pandemia de COVID-19 ha conducido gradualmente a reducir o incluso a suprimir elementos tradicionalmente vinculados a la vida democrática. La restricción de las libertades por el encierro, el pase sanitario, la obligación de llevar mascarillas en los espacios públicos, el borramiento cada vez más intenso de la distinción entre la vida privada y la pública, la implementación de medidas de vigilancia y control en vista de la seguridad sanitaria y de la seguridad a secas, están alcanzando un umbral preocupante.

Estos fenómenos son bien conocidos e identificados como tales, aunque las autoridades que aplican las medidas correspondientes las justifican alegando que son excepcionales y temporales. "Después todo volverá a ser como antes", prometen. Es una forma de homenajear a quienes denuncian una grave alteración de la democracia debido al aparato de protección utilizado aparentemente solo contra el virus. El gigantismo, la connivencia de las diferentes potencias en los organismos internacionales, el rechazo a considerar otras herramientas y técnicas de tratamiento médico, el odio hacia quienes proponen otros análisis y perspectivas, abren la pregunta, que parece inevitable, de si la seguridad perseguida no es exclusiva o real mente "sanitaria", sino políticamente "securitaria" (Mengue, 2022).

La gestión de la información y el manejo de la percepción pública

El manejo de la información fue crucial durante la pandemia. Las campañas de comunicación del Estado jugaron un papel central en la orientación del comportamiento de la población, gestionando la percepción de riesgo y promoviendo el cumplimiento de medidas sanitarias.

La gestión de la información durante la pandemia ha sido crucial para moldear la percepción pública sobre COVID-19. Desde el inicio del brote, la cantidad abrumadora de información disponible ha llevado a lo que se conoce como "infodemia", un término acuñado por la Organización Mundial de la Salud para describir la rápida difusión de información errónea o confusa relacionada con el virus. Esta situación ha complicado los esfuerzos por comunicar efectivamente las medidas preventivas y los riesgos asociados al contagio. La falta de claridad en los mensajes oficiales ha generado desconfianza entre la población hacia las autoridades sanitarias.

El manejo efectivo de la información requiere una coordinación adecuada entre diferentes actores involucrados en la respuesta sanitaria. Esto incluye gobiernos, organizaciones no gubernamentales, medios de comunicación y comunidades locales. Durante la pandemia, algunos países lograron establecer plataformas efectivas para compartir información relevante y actualizada sobre COVID-19, lo que facilitó una respuesta más ágil y efectiva ante el virus. Sin embargo, otros enfrentan desafíos significativos debido a una falta de coordinación o a políticas restrictivas que limitan el flujo libre de información.

La percepción pública del riesgo también ha estado influenciada por cómo se presenta la información sobre COVID-19. Estudios han demostrado que una comunicación clara y transparente puede aumentar la confianza en las autoridades sanitarias y fomentar comportamientos preventivos entre la población. Por otro lado, mensajes contradictorios o alarmistas pueden llevar a una mayor ansiedad y resistencia a seguir las recomendaciones sanitarias. Así, el manejo adecuado de la información no solo es crucial para controlar el virus, sino también para mantener un equilibrio emocional en la sociedad.

Capítulo 5: Políticas de Vacunación como expresión del Biopoder

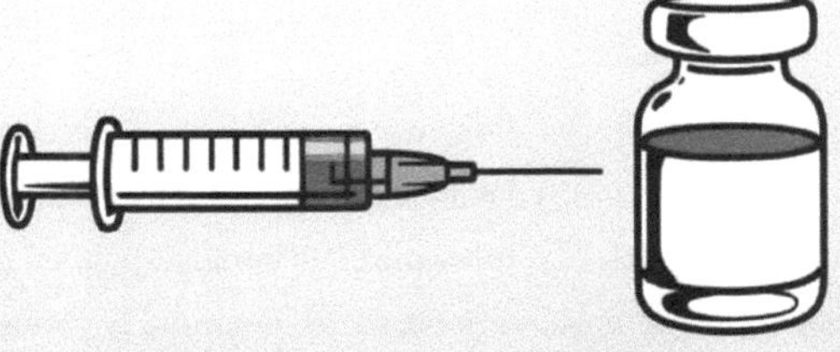

Capítulo 5: Políticas de Vacunación como Expresión del Biopoder

La historia de la vacunación y su legitimación social

La historia de las vacunas se remonta a la antigua China, donde escritos del siglo XI hacen referencia a una forma primitiva de vacunación, conocida como "variolización", que es la inoculación del pus de la viruela para provocar esta enfermedad en una forma atenuada e inmunizar así al paciente. Esta práctica no estaba exenta de riesgos, pues un cierto número de vacunados contraían la viruela en una forma grave y terminaban falleciendo. La variolización fue introducida en Europa (en Gran Bretaña) en 1721. Sin embargo, la primera vacuna concretamente contra la viruela fue descubierta por Jenner, un médico rural inglés que en 1796 llevó a cabo su experimento de inmunización con linfa de una forma de viruela propia de las vacas (de ahí el nombre de vacuna). Gestó la idea tras escuchar a una granjera de su pueblo afirmar que ella no contraería la "viruela mala" porque ya había contraído "la de las vacas", dado que la viruela de las vacas era una enfermedad que producía una erupción en sus ubres, y los ordeñadores de las vacas podían contraer esta enfermedad, la cual les protegía frente a la viruela de los humanos. Jenner, estudió durante veinte años este fenómeno y la forma de desarrollar el método de inmunización, que culminó con la creación de su vacuna.

Posteriormente, Louis Pasteur dio un gran paso adelante en la historia de las vacunas, al demostrar que al administrar una forma debilitada o atenuada del microorganismo que produce la infección se consiguen unas defensas más puras que introduciendo un germen productor de otra enfermedad similar a la que se quiere prevenir. Él desarrolló la vacuna contra el cólera de las aves y contra el carbunco, aplicando su descubrimiento sobre la atenuación. En 1885 administró la vacuna de la rabia a un niño de nueve años; este experimento fue muy censurado porque suponía la introducción deliberada de un microorganismo mortal en el cuerpo humano, aunque se trataba de un microorganismo debilitado tratado de forma conveniente en su laboratorio, y el éxito del experimento fue rotundo.

A finales del siglo XIX se registró el desarrollo de vacunas de microorganismos muertos frente al tifus, el cólera y la peste; luego se desarrolló la inactivación química de toxinas, consiguiendo así los primeros toxoides: tétanos y difteria. La vacuna contra la tuberculosis se desarrolló en 1909. Otras vacunas desarrolladas en este período fueron la vacuna contra la fiebre amarilla (1935) y la vacuna contra el virus influenza A (1936).

La edad de oro de la vacunación comenzó en 1949. Después de la vacuna contra la poliomielitis se desarrollaron vacunas frente al sarampión, la parotiditis y la rubéola. La vacuna contra la varicela se creó en la década de los 70 en Japón. Otra de las vacunas de microorganismos vivos introducidas en esa época fue la vacuna anti tifoidea, y se avanzó también en el desarrollo de las vacunas inactivadas frente a la poliomielitis, la rabia, la encefalitis japonesa y la hepatitis A.

Vacunación obligatoria y los derechos individuales

La vacunación es una de las herramientas más importantes con las que cuenta el Estado en el diseño de las políticas públicas para el cumplimiento de su obligación de garantizar el derecho a la salud de los habitantes. Sus ventajas residen en la erradicación de enfermedades infectocontagiosas y en asegurar el acceso equitativo de la población a este instrumento de prevención. Entre sus desventajas se encuentran las contraindicaciones permanentes y las contraindicaciones temporales. Entre las primeras podemos mencionar a modo ejemplificativo, la reacción alérgica grave (anafiláctica) a una dosis previa de vacuna o a alguno de sus componentes y la hipersensibilidad o reacción alérgica grave a algún componente de la vacuna. Entre las segundas mencionamos los casos de embarazos, inmunodeficiencia y enfermedad aguda en los cuales las vacunas de virus vivos generan el riesgo potencial de provocar lesiones permanentes o agravar aún más el cuadro clínico (Gázquez, 2019).

Según la Organización Mundial de la Salud (OMS), se entiende por vacuna cualquier preparación destinada a generar inmunidad contra una enfermedad, al estimular la producción de anticuerpos. Puede tratarse de una suspensión de microorganismos muertos o atenuados, o de productos o derivados de microorganismos. El método más habitual para administrar las vacunas es la inyección, aunque algunas se administran con un vaporizador nasal u oral. Así, la vacunación es una medida consistente en la administración de un preparado con el objetivo de evitar la aparición de las enfermedades, habitualmente infecciosas, causadas por el microorganismo frente al que se vacuna; por ello, la persona vacunada está inmunizada frente a ese microorganismo concreto.

La vacunación obligatoria plantea debates sobre la autonomía y los derechos individuales y ha sido un tema controvertido en muchos países; algunos argumentan que es necesaria para proteger a toda la población, mientras que otros ven esta práctica como una violación a sus libertades personales. Este dilema ético resalta cómo las decisiones sobre vacunación pueden ser vistas desde diferentes perspectivas culturales y sociales. Además, es esencial considerar cómo las narrativas sobre vacunas han sido influenciadas por movimientos antivacunas que cuestionan su seguridad y eficacia. Estos movimientos reflejan tensiones entre conocimiento científico y creencias populares, lo cual puede complicar aún más la implementación efectiva de políticas vacunales (Orenstein, 2019).

Incentivos, restricciones y regulación del acceso

La vacunación es un componente esencial de la salud pública, y su éxito depende en gran medida de la implementación de incentivos adecuados que fomenten la participación de la población. Estos incentivos pueden ser monetarios, como pagos en efectivo o tarjetas de regalo, o no monetarios, como productos de higiene o alimentos. La evidencia sugiere que los programas de incentivos pueden aumentar significativamente las tasas de vacunación, como se observó durante la pandemia de COVID-19, donde se reportó un incremento en la intención de vacunarse gracias a estos estímulos. Sin embargo, es crucial que estos incentivos se implementan en conjunto con otras estrategias que faciliten el acceso a las vacunas, como el transporte gratuito y la eliminación de costos asociados a la vacunación.

Por otro lado, las restricciones también juegan un papel importante en el acceso a la vacunación. En muchos países, existen leyes que obligan a ciertos grupos poblacionales a recibir vacunas específicas como parte del Esquema Nacional de Vacunación. Estas regulaciones buscan garantizar que todos los ciudadanos tengan acceso a las inmunizaciones necesarias para proteger la salud pública. Sin embargo, es fundamental que estas restricciones se apliquen de manera justa y equitativa, evitando que se conviertan en barreras para aquellos que enfrentan dificultades económicas o logísticas para acceder a los servicios de salud.

La regulación del acceso a la vacunación implica establecer normas claras que garanticen la disponibilidad y el suministro adecuado de vacunas. Las autoridades sanitarias deben asegurar que las vacunas sean accesibles y gratuitas para todos los ciudadanos, eliminando cualquier costo asociado con su administración. Además, es esencial que se implementen mecanismos para llegar a comunidades vulnerables y desatendidas, donde el acceso a servicios de salud puede ser limitado. Esto incluye realizar campañas de vacunación en entornos comunitarios y proporcionar información clara sobre los beneficios y la seguridad de las vacunas.

Un aspecto crítico en la regulación del acceso es la confianza pública en los programas de vacunación. La percepción negativa hacia las vacunas puede obstaculizar los esfuerzos por aumentar las tasas de inmunización. Por lo tanto, es vital que los responsables de políticas trabajen para fortalecer esta confianza mediante la transparencia en la comunicación sobre los beneficios y riesgos asociados con las vacunas. La educación continua y el compromiso con las comunidades son herramientas clave para abordar las preocupaciones y mitigar la desconfianza hacia las intervenciones sanitarias.

Es necesario considerar un enfoque integral que combine incentivos, regulaciones efectivas y una sólida estrategia de comunicación para maximizar el acceso a la vacunación. Al hacerlo, no solo se aumentarán las tasas de inmunización, sino que también se contribuirá a construir un sistema de salud más resiliente y equitativo. Este enfoque debe incluir una evaluación constante de las políticas implementadas y ajustes basados en datos empíricos sobre su efectividad y aceptación por parte de la población.

Capítulo 6:
Ética y derechos en la gestión de la salud pública

Capítulo 6: Ética y Derechos en la Gestión de la Salud Pública

Derechos individuales vs. derechos colectivos en la salud

El biopoder aplicado a la salud pública plantea una pregunta esencial: ¿hasta dónde puede el Estado intervenir en la vida de las personas para proteger la salud colectiva? Esta cuestión ha generado importantes debates sobre los límites entre los derechos individuales y las necesidades colectivas. El derecho a la autonomía personal permite a cada individuo tomar decisiones sobre su cuerpo y salud, mientras que el derecho colectivo a la protección de la salud implica que el Estado puede imponer ciertas normativas para evitar riesgos a la comunidad. En situaciones como las pandemias, estas tensiones son especialmente notorias, ya que la seguridad de la población puede requerir la limitación de algunas libertades individuales, como la movilidad o la privacidad.

Los derechos individuales en salud están estrechamente ligados al principio de autonomía. Este principio sostiene que cada persona tiene el derecho de tomar decisiones sobre su propia salud, incluidas las decisiones sobre tratamientos médicos, acceso a información sanitaria y la opción de rechazar determinadas intervenciones. La privacidad también es un derecho fundamental dentro del contexto sanitario, garantizando que la información personal y médica de los individuos no sea compartida sin su consentimiento explícito. En muchos países, las legislaciones de protección de datos y los derechos humanos respaldan la autonomía individual como un pilar básico de la relación entre pacientes y profesionales de la salud.

Además, los derechos individuales en salud también abarcan el acceso igualitario a los servicios médicos. Todas las personas, independientemente de su origen, género, o condición económica, deben tener la oportunidad de recibir la atención que necesitan. Sin embargo, aunque estos derechos son fundamentales, en ocasiones entran en conflicto con el bienestar colectivo cuando, por ejemplo, la decisión de una persona pone en riesgo la salud pública (como en el caso de enfermedades transmisibles).

Por otro lado, los derechos colectivos en salud están relacionados con la protección del bienestar de la comunidad en su conjunto. Estos derechos buscan garantizar que toda la población tenga acceso a servicios de salud adecuados, independientemente de sus circunstancias personales o económicas. A nivel colectivo, se prioriza la prevención de enfermedades, la promoción de la salud pública y la creación de un entorno saludable para toda la sociedad.

Las políticas públicas de salud, especialmente aquellas implementadas en situaciones excepcionales como campañas de vacunación o restricciones sanitarias durante pandemias, ilustran cómo los derechos colectivos pueden implicar restricciones temporales sobre los derechos individuales. En estos contextos, el bien colectivo puede justificar medidas de salud pública que limitan temporalmente las libertades individuales, como el aislamiento de personas infectadas o la obligación de vacunación, con el fin de proteger a toda la población de riesgos sanitarios.

El principal desafío radica en encontrar un equilibrio entre ambos enfoques. Por un lado, es esencial proteger los derechos individuales para garantizar la autonomía, la privacidad y la dignidad personal. Por otro lado, los derechos colectivos deben ser promovidos para asegurar que las políticas de salud pública, como las estrategias de prevención de enfermedades y el acceso equitativo a la atención médica, se apliquen eficazmente para el bienestar general.

En situaciones de crisis sanitaria, como una pandemia, el Estado puede verse en la necesidad de priorizar los derechos colectivos para proteger la salud de la población. Esto puede implicar la imposición de restricciones temporales sobre las libertades individuales, tales como cierres de fronteras, cuarentenas obligatorias o la imposición de medidas de distanciamiento social. No obstante, es crucial que estas medidas sean proporcionadas, basadas en la evidencia científica y aplicadas por un tiempo limitado para evitar que se conviertan en un ejercicio de control injustificado sobre la ciudadanía.

En este marco, el concepto de "libertad condicionada" adquiere relevancia, ya que sugiere que el Estado tiene la capacidad de regular la libertad individual cuando esta representa un riesgo potencial para los demás. Ejemplos de este enfoque incluyen cuarentenas y vacunas obligatorias. Sin embargo, para que estas medidas no sean percibidas como un control excesivo de la vida de los ciudadanos, deben estar bien justificadas y ser implementadas de manera transparente. La justificación clara de las políticas sanitarias y la transparencia en su implementación son clave para evitar que se conviertan en una forma de coacción o en un abuso de poder por parte del Estado.

Este tipo de medidas puede generar conflictos con el derecho a la autonomía personal, especialmente cuando los ciudadanos sienten que su libertad de elección está siendo vulnerada. Un ejemplo claro es el uso de certificados de vacunación para acceder a determinados lugares o actividades, una estrategia efectiva para controlar el contagio, pero que puede interpretarse como una forma de coacción indirecta para que las personas se vacunen. En sociedades democráticas, tales medidas requieren no solo una justificación clara y razonada, sino también un marco legal sólido que explique la necesidad de proteger la salud colectiva. Esto ayuda a evitar que el biopoder sea visto como un ejercicio desmedido de control sobre la ciudadanía y, en su lugar, se perciba como un mecanismo legítimo para el bienestar común.

Debates éticos: autonomía y biopoder en salud pública

La tensión entre el biopoder y la autonomía individual plantea un dilema ético de gran relevancia en el contexto de la salud pública moderna. La autonomía, valor fundamental en las sociedades contemporáneas, se manifiesta en el respeto al consentimiento informado para los tratamientos médicos y en la libertad de rechazar intervenciones sanitarias. No obstante, el ejercicio del biopoder puede poner en riesgo esta autonomía cuando se imponen medidas de intervención que, aunque dirigidas al bienestar colectivo, pueden percibirse como invasivas o coercitivas, generando una posible resistencia entre los ciudadanos.

Un ejemplo emblemático de esta compleja relación es la obligatoriedad de la vacunación, implementada en algunas sociedades como una estrategia para proteger a la comunidad a través de la inmunidad colectiva. Si bien estas políticas sanitarias han demostrado ser efectivas en la prevención de enfermedades, para algunos sectores representan una violación a la libertad individual, generando un rechazo sustentado en la defensa del derecho a decidir sobre el propio cuerpo. Durante la pandemia de COVID-19, este conflicto se hizo especialmente evidente, pues en varios países la vacunación se estableció como un requisito indispensable para acceder a espacios públicos, suscitando un profundo debate ético en torno a la autodeterminación y la autonomía personal frente al control estatal.

En su análisis ético, Beauchamp y Childress (2013) subrayan la importancia de los principios de autonomía y justicia en la formulación de políticas sanitarias. La autonomía individual, afirman, puede verse comprometida cuando el Estado recurre a medidas restrictivas en nombre del bien común, obligando a las personas a elegir entre su libertad de elección y el bienestar colectivo. La ética en salud pública, entonces, enfrenta el desafío de encontrar un equilibrio entre los derechos individuales y las responsabilidades compartidas, evitando que el biopoder sea percibido como un ejercicio de control excesivo y autoritario sobre las libertades personales de la ciudadanía.

Para mitigar esta tensión, resulta esencial que los Estados adopten un enfoque de transparencia en la comunicación y que promuevan el diálogo social en torno a sus políticas sanitarias. Las medidas de salud pública deben ser transmitidas de manera clara y accesible, con un fundamento ético que justifique su necesidad y que promueva la comprensión y el consenso ciudadano. De esta forma, el Estado puede implementar políticas que respeten la diversidad cultural y las preferencias individuales, y a su vez, garanticen el bienestar colectivo, consolidando un marco de respeto a la autonomía individual dentro de una sociedad consciente de sus compromisos y responsabilidades compartidas.

El rol de las organizaciones de derechos humanos

Las organizaciones de derechos humanos juegan un papel esencial en la supervisión de las políticas de salud pública, asegurando que las intervenciones estatales respeten la dignidad y los derechos fundamentales de los ciudadanos. Su labor no se limita a la vigilancia, sino que también busca proteger a aquellos individuos que pudieran verse afectados de manera desproporcionada por políticas como las cuarentenas o la vacunación obligatoria, abogando por la justicia y la equidad en el trato. De esta manera, estas organizaciones actúan como un contrapeso al poder del Estado, previniendo que las políticas sanitarias se desvíen hacia prácticas autoritarias y garantizando que se alineen con principios éticos y legales.

Durante la pandemia de COVID-19, el rol de estas organizaciones cobró especial relevancia, emitiendo recomendaciones para que las medidas de confinamiento, vigilancia digital y rastreo de contactos respetarán los derechos fundamentales, como la privacidad y la dignidad humana. Este contexto evidenció la importancia de mantener el biopoder bajo una estricta supervisión para evitar abusos. Aunque el biopoder puede ser efectivo en la gestión de emergencias sanitarias, su ejercicio debe estar controlado para que las políticas públicas no degeneran en prácticas de control excesivo sobre los ciudadanos. La intervención de las organizaciones de derechos humanos busca justamente asegurar este equilibrio, recordando la necesidad de proteger el bienestar colectivo sin comprometer los derechos individuales.

El trabajo de estas organizaciones es particularmente crucial en tiempos de crisis, cuando el riesgo de que las políticas de salud pública sobrepasen los límites éticos y legales se vuelve más latente. En situaciones de emergencia sanitaria, su función es asegurar que el Estado no abuse de herramientas de vigilancia o intervención que, aunque creadas para enfrentar la crisis, podrían transformarse en mecanismos de control social si no se regulan adecuadamente. Las organizaciones de derechos humanos, al intervenir en estas cuestiones, actúan como guardianas de la libertad individual, manteniendo el biopoder dentro de los límites de la ética y el respeto a los derechos.

Además, estas organizaciones defienden los intereses de los grupos más vulnerables, promoviendo una implementación de las políticas sanitarias que sea inclusiva y equitativa. Al alzar la voz por aquellos que podrían verse desproporcionadamente afectados por las medidas restrictivas, estas entidades aseguran que la aplicación de las políticas públicas respete la diversidad y la justicia social. De esta manera, se fortalece un marco de derechos humanos en el cual el bienestar colectivo se persigue sin comprometer la dignidad y la autonomía de cada individuo.

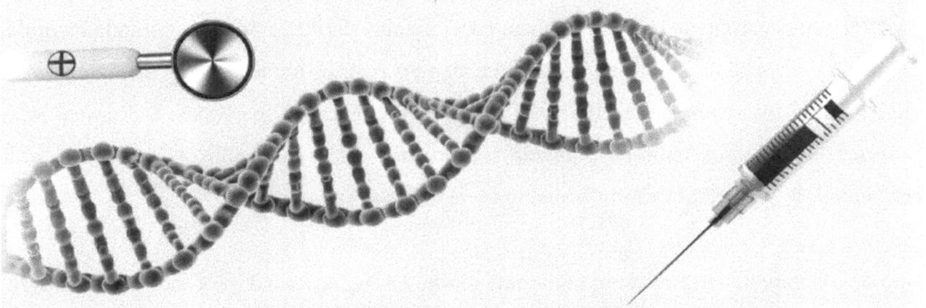

Capitulo 7: *Biopoder y nuevas tecnologias en la salud pública*

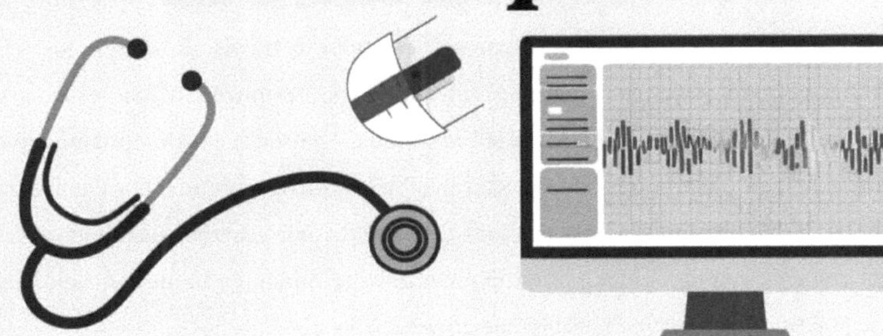

Capítulo 7: Biopoder y Nuevas Tecnologías en la Salud Pública

La vigilancia digital y el monitoreo de la salud

En las últimas décadas, el avance de las tecnologías digitales ha abierto nuevas puertas en el campo de la salud pública. La vigilancia digital, entendida como la recopilación y el análisis de datos de salud en tiempo real, promete mejorar sustancialmente la eficiencia de los sistemas de salud y la calidad de vida de las personas. Sin embargo, estos avances tecnológicos también plantean importantes retos en cuanto a la protección de la privacidad, la seguridad de la información y la autonomía individual.

Uno de los mayores logros de la vigilancia digital es su capacidad para monitorear la salud de las personas en tiempo real, lo que permite a los profesionales de la salud intervenir de manera más rápida y precisa. Dispositivos como los monitores de glucosa, los rastreadores de actividad física o las aplicaciones móviles permiten a los pacientes y a los médicos acceder a información detallada sobre el bienestar de los individuos. Esta capacidad de seguimiento constante facilita un enfoque de salud más proactivo, donde se pueden identificar signos tempranos de enfermedad y prevenir complicaciones antes de que se conviertan en problemas graves.

A su vez, el análisis de grandes volúmenes de datos a través de algoritmos y modelos predictivos permite anticipar brotes de enfermedades, optimizando los recursos de salud pública. La recopilación de información sobre síntomas, patrones de comportamiento o incluso movilidad de la población permite detectar posibles epidemias de manera temprana. En este sentido, la vigilancia digital no solo mejora la respuesta ante emergencias sanitarias, sino que también contribuye a un modelo de salud preventiva, centrado en la identificación de riesgos antes de que se materialicen en problemas graves.

Por ejemplo, durante la pandemia COVID-19 se implementaron aplicaciones móviles para rastrear contactos e informar sobre contagios potenciales; sin embargo, esto generó preocupaciones sobre vigilancia estatal excesiva (Zuboff, 2019). Además, estas tecnologías suelen estar disponibles principalmente para aquellos con acceso a dispositivos digitales e internet confiable; esto puede exacerbar desigualdades existentes entre diferentes grupos socioeconómicos (Hargittai y Shaw, 2020).

Otro beneficio de estas tecnologías es la optimización de los recursos médicos. Los registros electrónicos de salud (EHR) permiten acceder de manera rápida y eficiente a la historia clínica de los pacientes, lo que facilita la coordinación entre diferentes servicios médicos y reduce los errores derivados de la falta de información. Además, al digitalizar los datos, los sistemas de salud pueden realizar un uso más eficaz de los recursos, distribuyéndolos según las necesidades y la demanda real.

Inteligencia artificial y algoritmos en la gestión sanitaria

La inteligencia artificial (IA) y el uso de algoritmos se han convertido en herramientas clave dentro de los sistemas de salud moderna. Su integración en la gestión sanitaria ha transformado radicalmente la manera en que los datos de salud son procesados, analizados y utilizados para la toma de decisiones. Estos avances permiten no solo mejorar la eficiencia de los sistemas de salud, sino también optimizar la respuesta ante emergencias y crisis sanitarias, lo que coloca a la inteligencia artificial como una pieza central en la estrategia de biopoder del Estado.

El concepto de biopoder, acuñado por el filósofo Michel Foucault, se refiere a la forma en que los gobiernos ejercen control sobre los cuerpos y las vidas de los ciudadanos, utilizando diversas herramientas tecnológicas, políticas y administrativas. En el contexto de la salud, la inteligencia artificial y los algoritmos funcionan como extensiones de este biopoder, permitiendo al Estado no solo monitorear la salud pública, sino también predecir, gestionar y, en algunos casos, influir directamente en el comportamiento de las personas para mejorar los resultados sanitarios.

La inteligencia artificial permite procesar y analizar grandes volúmenes de datos, lo que sería humanamente imposible de lograr en tiempo real sin el apoyo de algoritmos avanzados. Los sistemas de IA son capaces de identificar patrones complejos en los datos, hacer predicciones sobre brotes de enfermedades, y optimizar la asignación de recursos en situaciones de crisis. Por ejemplo, durante una pandemia, los algoritmos pueden ayudar a predecir la propagación del virus, identificar los lugares con mayor necesidad de atención médica y distribuir de manera más eficiente los suministros médicos.

En este sentido, la IA juega un papel crucial en la prevención, la gestión de crisis y el seguimiento de epidemias. Al analizar grandes cantidades de datos de salud en tiempo real, las autoridades sanitarias pueden detectar signos tempranos de enfermedades infecciosas y actuar de manera más rápida y efectiva. Esto no solo mejora la capacidad de respuesta ante emergencias, sino que también optimiza los tratamientos y la distribución de recursos como medicamentos, equipos de protección o vacunas.

Desde la perspectiva del biopoder, la inteligencia artificial y los algoritmos ofrecen al Estado una poderosa herramienta de vigilancia sanitaria. La recopilación y análisis masivo de datos de salud no solo facilita la toma de decisiones, sino que también permite a los gobiernos monitorear en tiempo real el comportamiento de la población en términos de salud. Con esta capacidad de monitoreo, los gobiernos pueden intervenir proactivamente, estableciendo políticas de salud pública, diseñando campañas preventivas o incluso modificando comportamientos a través de incentivos y penalizaciones.

Un claro ejemplo de esto es el uso de algoritmos para rastrear la adherencia de la población a programas de vacunación o a tratamientos preventivos. Mediante el análisis de datos de salud de pacientes, el Estado puede identificar grupos de riesgo, personalizar las intervenciones y diseñar políticas más efectivas. Sin embargo, este poder de monitoreo también plantea preocupaciones sobre la privacidad y el control social. Si no se gestionan adecuadamente, las tecnologías de IA podrían ser utilizadas para ejercer un control excesivo sobre la vida de los individuos, creando un entorno en el que las personas se sientan constantemente vigiladas.

Riesgos y desafíos de la tecnología en el biopoder

La incorporación de la tecnología en los sistemas de salud y en la gestión de la vida humana ha abierto nuevas dimensiones en el ejercicio del biopoder, un concepto que Michel Foucault definió como la forma en que los gobiernos ejercen control sobre los cuerpos y las vidas de los individuos. A través de diversas herramientas tecnológicas, políticas y administrativas, el biopoder busca regular y administrar la salud de las poblaciones, y, en muchos casos, influir en el comportamiento y las decisiones de los ciudadanos.

Los avances en inteligencia artificial, algoritmos de predicción, y el análisis masivo de datos están revolucionando la gestión sanitaria, pero estos también presentan peligros inherentes que, si no se abordan de manera adecuada, pueden comprometer principios fundamentales como la privacidad, la autonomía y la equidad.

1. Vigilancia y Control Social

Uno de los riesgos más evidentes de la tecnología aplicada a la gestión sanitaria es la expansión de la vigilancia sobre la población. Los avances en la recolección de datos a través de dispositivos de salud, aplicaciones móviles y sistemas de seguimiento permiten a los gobiernos monitorear en tiempo real no solo las condiciones de salud de los individuos, sino también sus comportamientos y hábitos. Aunque esto puede ser útil para prevenir brotes de enfermedades o para mejorar la gestión de recursos en crisis sanitarias, también genera una sensación de control que puede minar la autonomía personal.

El biopoder se ejerce, en parte, a través de esta capacidad de vigilancia masiva. Si no se establece un marco regulatorio claro que proteja los derechos individuales, el uso de tecnologías de seguimiento puede derivar en una forma de control social. En lugar de ser una herramienta al servicio del bienestar colectivo, la recolección masiva de datos podría ser utilizada para manipular comportamientos o para imponer normativas de salud que afecten la libertad personal de manera excesiva.

2. Pérdida de Privacidad y Autonomía

La recolección masiva de datos de salud plantea graves riesgos para la privacidad y el control personal. Los datos sensibles pueden ser mal utilizados o expuestos, afectando la seguridad de los pacientes. Además, la utilización de algoritmos para imponer pautas de comportamiento o penalizar hábitos "de riesgo" podría reducir la autonomía individual, haciendo que las decisiones sobre la salud no sean enteramente propias, sino determinadas por sistemas digitales.

3. Discriminación y Sesgo Algorítmico

Los algoritmos de salud, aunque eficaces, pueden perpetuar sesgos preexistentes en los datos con los que son entrenados, lo que puede dar lugar a una discriminación indirecta contra grupos vulnerables, como minorías raciales o personas con acceso limitado a atención médica. Esta discriminación algorítmica no siempre es evidente, pero sus efectos son profundos y pueden profundizar las desigualdades existentes en el acceso a la salud. Por ejemplo, un algoritmo de diagnóstico basado en datos históricos podría no tener en cuenta las disparidades en el acceso a la atención médica entre diferentes grupos, lo que lleva a priorizar a ciertos pacientes mientras desfavorece a otros. Esto puede resultar en que las personas de comunidades marginadas, que no tienen acceso regular a atención médica, sean infravaloradas, amplificando las injusticias estructurales y profundizando la brecha en el acceso a los cuidados.

4. Exclusión Digital y Desigualdad de Acceso

La brecha digital es un desafío fundamental en el contexto del biopoder y la salud digital. Aunque las nuevas tecnologías prometen mejorar el acceso y la calidad de la atención médica, no todos los ciudadanos tienen las mismas oportunidades para beneficiarse de ellas. Factores como la falta de acceso a dispositivos electrónicos, conexiones de internet confiables, o la disponibilidad de servicios en áreas rurales o en comunidades de bajos recursos, colocan a ciertas poblaciones en una posición de desventaja frente a quienes sí tienen acceso a estas tecnologías.

Esta exclusión digital no solo limita el acceso a los beneficios de la salud digital, sino que también amplifica las desigualdades socioeconómicas existentes. En lugar de reducir las disparidades, la tecnología puede profundizar las brechas en la calidad de la atención disponible, creando una nueva forma de desigualdad en el acceso a la salud. Así, el biopoder no se ejerce únicamente a través del control de los datos, sino también mediante el control sobre las herramientas necesarias para acceder y participar plenamente en el sistema de salud digital.

5. Dependencia Tecnológica y Deshumanización de la Atención

La creciente dependencia de tecnologías en salud puede llevar a la deshumanización de la atención médica. Aunque los algoritmos mejoran la eficiencia, el trato impersonal y la automatización excesiva pueden erosionar la relación de confianza entre pacientes y profesionales de la salud. El enfoque en los datos puede reducir al paciente a un conjunto numérico, en lugar de considerar su contexto humano y emocional, afectando la calidad del cuidado y la satisfacción del paciente.

Es fundamental, por lo tanto, encontrar un equilibrio entre el uso de la tecnología y la conservación del aspecto humano de la atención sanitaria.

6. Concentración de Poder y Privacidad de los Datos

El acceso masivo a datos personales por parte de grandes empresas tecnológicas plantea riesgos de concentración de poder y privatización de la salud. Estas corporaciones pueden usar los datos no solo para mejorar la salud pública, sino también para generar ganancias comerciales, vendiendo información personal sin el consentimiento adecuado. Sin normativas claras sobre la gestión de estos datos, los ciudadanos se ven expuestos al abuso de su información privada por parte de actores con fines lucrativos.

7. Desafíos Éticos y Regulatorios

Finalmente, uno de los mayores desafíos del biopoder digital es la falta de regulación ética y legal. La tecnología avanza rápidamente, pero las legislaciones a menudo se quedan atrás, lo que deja a los ciudadanos vulnerables a abusos. La ausencia de marcos regulatorios claros sobre el uso de datos personales, la transparencia de los algoritmos y el control sobre las decisiones automatizadas puede resultar en un entorno donde los derechos fundamentales de los individuos se vean comprometidos.

Es crucial que los gobiernos, las instituciones y los profesionales del sector salud colaboren para desarrollar marcos éticos y regulatorios que aseguren que las tecnologías se utilicen de manera justa, responsable y en beneficio de toda la sociedad.

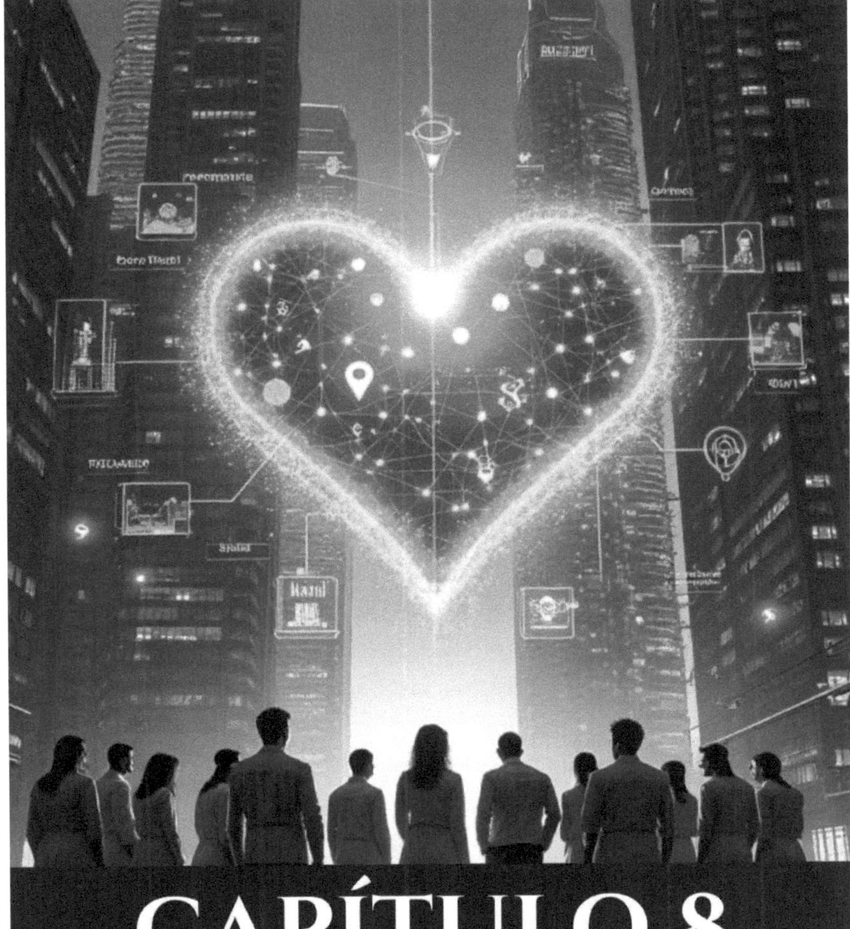

CAPÍTULO 8

PERSPECTIVAS FUTURAS EN LA SALUD PÚBLICA Y EL BIOPODER

Capítulo 8: Perspectivas Futuras en la Salud Pública y el Biopoder

La salud pública en un mundo globalizado

La globalización ha transformado todos los aspectos de la vida humana, incluida la salud pública. En un mundo interconectado, los avances en la tecnología, la movilidad internacional y el intercambio de información han dado lugar a nuevas oportunidades y, al mismo tiempo, nuevos desafíos en la gestión de la salud. Las enfermedades ya no reconocen fronteras y, a medida que las interacciones globales aumentan, las problemáticas sanitarias se extienden más allá de los límites nacionales, afectando tanto a países desarrollados como a aquellos en vías de desarrollo.

Uno de los mayores retos en la salud pública contemporánea es la rápida propagación de enfermedades infecciosas. En un mundo en el que las personas viajan más que nunca, las epidemias pueden cruzar continentes en cuestión de días. Ejemplos recientes, como la pandemia de COVID-19, el brote de Ébola en África o la expansión del virus Zika en América Latina, han puesto de manifiesto lo vulnerables que son nuestras sociedades ante amenazas sanitarias globales. Estas crisis revelan la necesidad de una cooperación internacional efectiva, ya que las respuestas a las emergencias de salud deben ser rápidas y coordinadas entre naciones.

A pesar de los avances significativos en la medicina y la salud pública, las desigualdades en el acceso a la atención médica siguen siendo una barrera fundamental. Aunque algunos países logran acceder rápidamente a vacunas, tratamientos innovadores y tecnologías médicas de vanguardia, muchos otros enfrentan dificultades monumentales para garantizar atención básica a sus poblaciones. Esta disparidad no es solo un reflejo de las diferencias económicas, sino también una manifestación de las fracturas globales que subrayan la necesidad urgente de un enfoque inclusivo y equitativo para abordar las crisis sanitarias del mundo.

En este contexto, la globalización juega un papel crucial. Si bien ha generado avances en el acceso a tecnologías y tratamientos en muchas partes del mundo, también ha profundizado las desigualdades. Los determinantes sociales de la salud, como el acceso a la educación, el empleo, la seguridad social, la vivienda y el entorno ambiental, se han visto profundamente influenciados por la expansión global. En muchos países, las disparidades económicas han aumentado, creando una brecha aún mayor entre aquellos que pueden acceder a servicios médicos de calidad y los que no pueden. Las condiciones de vida precarias, la pobreza, la malnutrición y la falta de acceso a agua potable o a servicios de salud básicos siguen siendo algunos de los problemas más persistentes en la salud pública global.

Una de las grandes promesas que trae consigo la globalización es el acceso a nuevas tecnologías en el ámbito de la salud. Herramientas como la telemedicina, los sistemas de información de salud y el uso de big data ofrecen enormes oportunidades para monitorear, diagnosticar y tratar enfermedades de manera más eficiente, incluso en las zonas más remotas y desatendidas del planeta. Estos avances tienen el potencial de reducir las desigualdades al permitir una conexión más fácil y rápida entre los pacientes y los servicios médicos, independientemente de su ubicación geográfica.

Sin embargo, esta promesa se ve limitada por desigualdades en el acceso a la tecnología. En muchas regiones, especialmente en países en desarrollo, la infraestructura digital sigue siendo insuficiente. La falta de acceso a internet de calidad o a dispositivos adecuados limita las oportunidades de los individuos para beneficiarse de estas innovaciones. En lugar de ser un igualador, la tecnología puede terminar ampliando la brecha, exacerbando las desigualdades preexistentes. Las zonas rurales, los adultos mayores o las personas en situación de vulnerabilidad se ven particularmente afectadas, ya que son quienes más luchan por acceder a estos avances tecnológicos que, en principio, podrían mejorar su salud y calidad de vida.

En este sentido, la globalización ha exacerbado las desigualdades, creando nuevos obstáculos para aquellos que ya están en situaciones de vulnerabilidad. Si bien la tecnología y los avances científicos pueden ser herramientas poderosas, su impacto está condicionado por las barreras socioeconómicas que siguen marcando la realidad de muchas poblaciones. Las oportunidades que ofrecen las innovaciones deben ser acompañadas de políticas públicas inclusivas que aseguren que los beneficios lleguen a todos, sin dejar atrás a los más desfavorecidos.

La desigualdad en el acceso a la atención sanitaria sigue siendo un desafío crítico en el mundo globalizado. Para abordar eficazmente las crisis sanitarias globales, es necesario implementar un enfoque que considere no solo las innovaciones tecnológicas, sino también las desigualdades económicas y sociales que condicionan el acceso a la salud. La globalización debe ser vista como una oportunidad para reducir la brecha en lugar de ampliarla, pero solo si se gestionan adecuadamente las desigualdades que marcan el acceso a la salud y la tecnología.

El camino hacia una salud global equitativa no solo pasa por el acceso a medicamentos y tecnología, sino también por la mejora de las condiciones de vida, la educación y la reducción de la pobreza. Las políticas públicas deben garantizar que los avances en salud sean accesibles para todos, independientemente de su origen o recursos. La salud no puede ser una cuestión de lujo solo para unos pocos, sino un derecho básico para todos los seres humanos.

Políticas de biopoder en el contexto del cambio climático

El cambio climático se presenta como uno de los mayores desafíos para la salud pública en el futuro, y exige una expansión de las políticas de biopoder para abordar sus múltiples y profundas consecuencias. Las alteraciones en el clima y las condiciones ambientales están propiciando un aumento en la incidencia de enfermedades transmitidas por vectores, como el dengue y la malaria, que prosperan en entornos cada vez más cálidos y húmedos. Además, fenómenos como las olas de calor extremo, la escasez de agua y el desplazamiento de poblaciones a causa de eventos climáticos extremos imponen una carga adicional en los sistemas de salud y generan nuevos riesgos que el Estado debe gestionar. Ante estos desafíos, resulta indispensable el desarrollo de políticas de adaptación y mitigación que protejan la salud de las comunidades en un entorno cada vez más vulnerable al cambio climático.

La lucha contra el cambio climático también plantea la necesidad de modificar ciertos patrones de comportamiento colectivo, en particular en lo referente al consumo de recursos y las prácticas de contaminación. El biopoder, en este contexto, puede desempeñar un papel clave en la concienciación y la educación ambiental, orientando a la ciudadanía hacia hábitos más sostenibles que minimicen el impacto ambiental y, al mismo tiempo, protejan la salud pública. El Estado, en este sentido, tiene el potencial de regular e incentivar prácticas que favorezcan un uso responsable de los recursos naturales y contribuyan a reducir los efectos nocivos del cambio climático. De este modo, se promueve un cambio cultural que busca integrar la sostenibilidad en las decisiones diarias de las personas, sentando las bases para una convivencia más armoniosa con el entorno natural.

Para responder adecuadamente a los desafíos sanitarios que plantea el cambio climático, es crucial anticipar el impacto de estas dinámicas en las futuras políticas de salud pública. Según Kickbusch (2016) este enfoque requiere no sólo la implementación de medidas de salud tradicionales, sino también la exploración de modelos alternativos que incorporen la equidad social y la inclusión comunitaria como principios fundamentales. Este tipo de políticas podría asegurar que las intervenciones estatales respondan a las necesidades de las poblaciones más vulnerables y promuevan un acceso equitativo a los recursos y la atención sanitaria.

Además, la complejidad de los problemas relacionados con la salud y el cambio climático demanda un enfoque intersectorial que integre perspectivas diversas, fomentando diálogos entre sectores como el medio ambiente, la economía y la infraestructura. Solo mediante la colaboración y el entendimiento de estos múltiples ángulos será posible desarrollar políticas de salud pública que no sólo respondan a los desafíos actuales, sino que también se adelanten a los problemas emergentes derivados del cambio climático. Este enfoque holístico permite que las políticas de salud pública no se limiten a combatir síntomas aislados, sino que aborden las causas subyacentes y fortalezcan la resiliencia de las comunidades frente a los cambios que ya están transformando el planeta.

El futuro del biopoder en la ética y la gobernanza

El futuro del biopoder en la salud pública dependerá en gran medida de su capacidad para enfrentar los desafíos éticos y adaptarse a las crecientes demandas de transparencia, justicia y equidad en la gobernanza sanitaria. La creciente integración de tecnologías digitales, el monitoreo constante de la salud y el uso de sistemas automatizados ofrecen grandes oportunidades para mejorar la salud pública. Sin embargo, también plantean serios riesgos relacionados con la privacidad, la autonomía y la justicia social. Para que el biopoder sea eficaz en la protección de la salud colectiva, es crucial establecer límites claros en su implementación y asegurar supervisión independiente por parte de organismos externos y de la sociedad civil.

La gobernanza de la salud pública debe basarse en principios fundamentales como la transparencia, la participación ciudadana y la equidad, permitiendo a las personas comprender y opinar sobre las políticas que afectan sus vidas y su salud. En un mundo interdependiente, el biopoder debe evolucionar hacia una herramienta que no sólo proteja la salud, sino que también respete y promueva los derechos humanos y la justicia social. Esta evolución garantizará la legitimidad del biopoder en las sociedades democráticas y la eficacia de sus políticas en la lucha contra las desigualdades en salud.

A medida que los sistemas tecnológicos juegan un papel más crucial en la gestión de la salud, surgen dilemas éticos que requieren un debate profundo. Las decisiones sobre la salud de las personas no deben ser sólo técnicas o administrativas; deben basarse en principios éticos que respeten la autonomía, la privacidad, la justicia y la responsabilidad. Los avances tecnológicos, como la inteligencia artificial en el diagnóstico y la salud digital, pueden ofrecer beneficios, pero deben ser implementados con un enfoque que preserve los derechos individuales y no se conviertan en herramientas de control. La reflexión ética sobre el poder que los actores involucrados (gobiernos, instituciones de salud y empresas tecnológicas) tienen sobre la vida y el bienestar de los ciudadanos es esencial para asegurar que el biopoder se utilice de manera justa y responsable.

Un aspecto central del biopoder del futuro será la construcción de una gobernanza global de la salud, en la que los países colaboren para crear un sistema sanitario inclusivo y equitativo. Esta colaboración global debe buscar reducir las desigualdades en el acceso a los servicios de salud, promoviendo el acceso equitativo a tecnologías y tratamientos para todos los sectores de la población, independientemente de su ubicación geográfica o condición socioeconómica. La tecnología y la innovación en salud deben ser herramientas al servicio del bienestar humano, no medios para ejercer control o vigilancia sobre las personas.

Además, las tecnologías de salud deben diseñarse y regularse bajo un marco ético que priorice los derechos y necesidades de los individuos. Este enfoque implica una ética del cuidado, en la que las intervenciones tecnológicas se implementen con una conciencia crítica de sus implicaciones éticas, sociales y políticas. El biopoder debe ser una fuerza que impulse la mejora de la calidad de vida, pero sin sacrificar la autonomía y la dignidad de las personas. Si se gestionan adecuadamente, estas herramientas pueden contribuir a la creación de un modelo de salud más humanizado, donde la protección de la salud y el bienestar colectivo no se conviertan en una forma de opresión, sino en un medio para fortalecer la salud de toda la población.

Referencias

Asamblea Nacional de Nicaragua. (2007). Ley General de Salud. http://legislacion.asamblea.gob.ni/Normaweb.nsf/($All)/FF82EA58EC7C712E06257 0A1005810E1

Agamben, G. (2024). Homo sacer. El poder soberano y la vida desnuda. Adriana Hidalgo Editora. https://books.google.es/books?hl=es&lr=&id=T9oJEQAAQBAJ&oi=fnd&pg=PT6&d q=related:CtB9NTImN9gJ:scholar.google.com/&ots=AeQI6J4ci2&sig=2q83ybOFMI 2-w_gp7V7kk87GAFo

Beauchamp, T., & Childress, J. (2013). *Principios de ética biomédica* (7ª ed.). Oxford University Press. https://www.unprofesor.com/filosofia/principios-de-etica-biomedica-de-beauchamp-y-childress-resumen-y-conclusiones/

Crawford, R. (2006). Health as a meaningful social practice: The role of the state in health promotion and the management of risk in the United States and Canada since the mid-20th century. *Social Science & Medicine*, 62(2), 293-302. https://journals.sagepub.com/doi/abs/10.1177/1363459306067310

Campos Fernández, E. (2010). Historia de la sexualidad 1: La voluntad del saber de Michel Foucault. *Sapiens*, 11(1), 231-233. http://ve.scielo.org/scielo.php?script=sci_arttext&pid=S1317-58152010000100014

Esposito, R. (2012). Inmunidad, comunidad, biopolítica. Las Torres de Lucca: revista internacional de filosofía política, 1(1), 101-114. https://dialnet.unirioja.es/servlet/articulo?codigo=4588647

Ertl, H. C., Zaia, J., Rosenberg, S. A., June, C. H., Dotti, G., Kahn, J., ... & Strome, S. E. (2011). Considerations for the clinical application of chimeric antigen receptor T cells: observations from a recombinant DNA Advisory Committee Symposium held June 15, 2010. Cancer research, 71(9), 3175-3181. https://aacrjournals.org/cancerres/article-abstract/71/9/3175/575477

Foucault, M. (2009). Nacimiento de la biopolítica: curso del Collège de France (1978-1979) (Vol. 283). Ediciones Akal. https://books.google.es/books?hl=es&lr=&id=tvgjUSb1WG4C&oi=fnd&pg=PA4&dq =El+nacimiento+de+la+biopol%C3%ADtica.+Fondo+de+Cultura+Econ%C3%B3mi ca.&ots=9_-36jfwud&sig=rsGl5v1NspnWI6ehJWdkWDQ1AY4

García, A., & González, M. (2015). Educación y biopolítica: Un análisis crítico. Revista de Estudios Sociales, 54, 110-123. https://revistas.unal.edu.co/index.php/index/login?source=%2Findex.php%2Festudios -sociales%2Farticle%2Fview%2F48705

Gázquez, M. Y. (2019). Derecho, salud y políticas públicas. Vacunación. Posturas a favor y en contra. Revista Derecho y Salud, 3(3), 62-75. https://revistas.ubp.edu.ar/index.php/rdys/article/view/59

González, F. M., & Jiménez, M. C. (2018). El método de Hanlon, herramienta metodológica para priorizar necesidades y problemas de salud. Una perspectiva operacional para el diagnóstico de salud. Vertientes. Revista especializada en ciencias de la salud, 21(1-2), 42-49. https://revistas.unam.mx/index.php/vertientes/article/view/72839

Hargittai, E., & Shaw, A. (2020). Mind the gap: The interplay between digital inequality and health disparities during COVID-19 pandemic in the U.S. *Health Affairs*, 39(10), Article 1685. https://www.healthaffairs.org/doi/full/10.1377/hlthaff.2020.00897

Kickbusch, I., Allen, L., & Franz, C. (2016). The commercial determinants of health. *The Lancet Global Health.* https://www.thelancet.com/journals/langlo/article/PIIS2214-109X(16)30217-0/fulltext

López-Acuña, D., Muñoz, F., & Halverson, P. (2014). Las funciones esenciales de la salud pública: Un tema emergente en las reformas del sector. Rev Panam Salud Pública, 8(1/2), 1–12. https://www.scielosp.org/pdf/rpsp/v8n1-2/3012.pdf

Muñoz, F., López-Acuña, D., Halverson, P., et al. (2000). Las funciones esenciales de la salud pública: Un tema emergente en las reformas del sector de la salud. *Rev Panam Salud Pública*, 8(1/2), 1–12. https://www.scielosp.org/pdf/rpsp/v8n1-2/3012.pdf

Mengue, P. (2022). El biopoder en la era de la pandemia. Revista latinoamericana de filosofía, 48(2), 1-10. http://www.scielo.org.ar/scielo.php?pid=S1852-73532022000200001&script=sci_arttext

Orenstein, W.A., et al. (2019). El papel de la vacunación en la prevención de brotes de enfermedades en niños. *Pediatrics*, 144(2), Article e20193473. https://ve.scielo.org/scielo.php?script=sci_arttext&pid=S1316-71382012000100006

OMS. (1946). *Constitución de la Organización Mundial de la Salud.* https://www.who.int/es/about/governance/constitution https://www.scielosp.org/article/ssm/content/raw/?resource_ssm_path=/media/assets/r bepid/v16n1/1415-790X-rbepid-16-01-0003.pdf

Oñate, B., Vilahur, G., Ferrer-Lorente, R., Ybarra, J., Díez-Caballero, A., Ballesta-López, C., ... & Badimon, L. (2012). The subcutaneous adipose tissue reservoir of functionally active stem cells is reduced in obese patients. *The FASEB Journal*, 26(10), 4327-4336. https://faseb.onlinelibrary.wiley.com/doi/abs/10.1096/fj.12-207217

Rodríguez Milord, D. (2014). Vigilancia de la salud pública, un instrumento para la eficiencia y sostenibilidad del sistema de salud cubano. *Revista Cubana de Higiene y Epidemiología*, *52*(3), 286-289. http://scielo.sld.cu/scielo.php?pid=S1561-30032014000300001&script=sci_arttext&tlng=pt

Zuboff, S. (2019, January). Surveillance capitalism and the challenge of collective action. In *New labor forum* (Vol. 28, No. 1, pp. 10-29). Sage CA: Los Angeles, CA: SAGE Publications. https://journals.sagepub.com/doi/abs/10.1177/1095796018819461

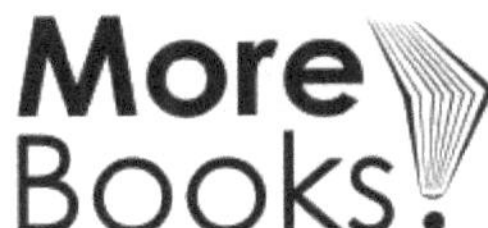

More
Books!

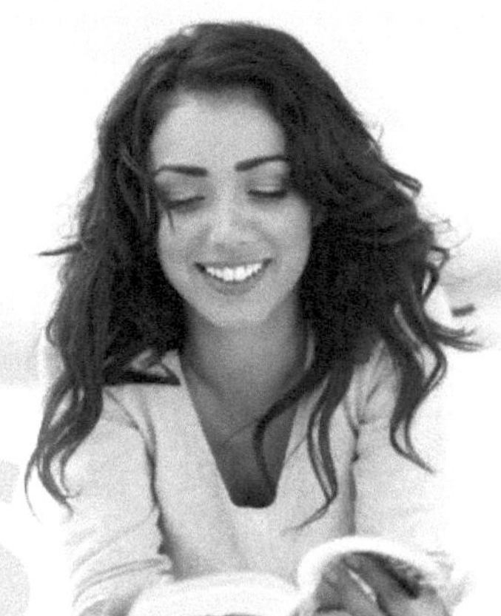

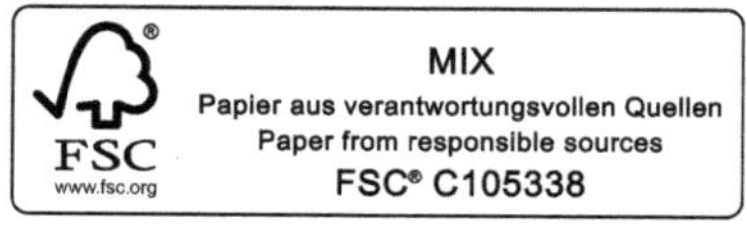

Printed by Books on Demand GmbH, Norderstedt / Germany